DE

L'HYPERTROPHIE DES AMYGDALES

ET EN PARTICULIER

DE SON ANATOMIE PATHOLOGIQUE

PAR

THÉODORE GAILLARD

DOCTEUR EN MÉDECINE DE LA FACULTÉ DE PARIS.

ANCIEN EXTERNE DES HÔPITAUX.

PARIS

F. PICHON ET A. COTILLON, IMPRIMEURS,

Libraires du Conseil d'Etat.

24, RUE SOUFFLOT, 24.

1881

DE

L'HYPERTROPHIE DES AMYGDALES

ET EN PARTICULIER

DE SON ANATOMIE PATHOLOGIQUE

PAR

THÉODORE GAILLARD

DOCTEUR EN MÉDECINE DE LA FACULTÉ DE PARIS,

ANCIEN EXTERNE DES HÔPITAUX.

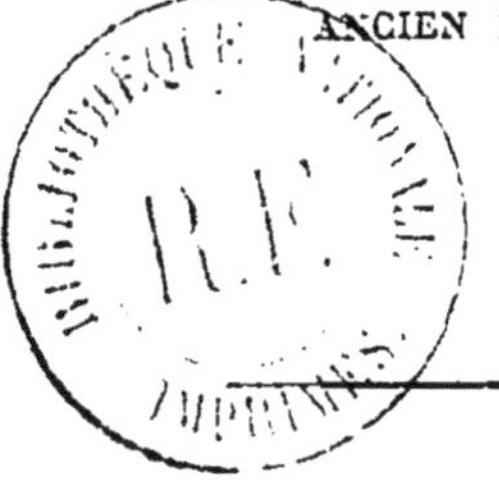

PARIS

F. PICHON ET A. COTILLON, IMPRIMEURS,

Libraires du Conseil d'Etat,

24, RUE SOUFFLOT, 24.

—

1881

A MON PÈRE — A MA MÈRE

A MA SŒUR — A MES FRÈRES

A MES PARENTS

A MES MAÎTRES DANS LES HÔPITAUX :

M. LE DOCTEUR Th. ANGER

CHIRURGIEN DE L'HÔPITAL COCHIN,
MEMBRE DE LA SOCIÉTÉ DE CHIRURGIE,
CHEVALIER DE LA LÉGION D'HONNEUR.

M. LE DOCTEUR CORNIL

MÉDECIN DE LA PITIÉ,
PROFESSEUR AGRÉGÉ A L'ÉCOLE DE MÉDECINE,
DÉPUTÉ DE L'ALLIER.

DE L'HYPERTROPHIE DES AMYGDALES

ET EN PARTICULIER

DE SON ANATOMIE PATHOLOGIQUE.

INTRODUCTION.

L'hypertrophie des amygdales (1) est une inflammation chronique scléreuse de ces organes. C'est une des affections qui jouent le plus grand rôle dans la pathologie de l'enfance et de l'adolescence. Aussi depuis longtemps a-t-elle attiré l'attention des médecins, qui en ont donné de bonnes descriptions. Parmi les ouvrages les plus remarquables sur cette question, nous citerons les travaux d'Alphonse Robert (2), de Rillet et Barthez (3), les leçons cliniques de Chassaignac (4) faites à l'hôpital Lariboisière, et plus récemment le mé-

---

(1) *Synonymie :* Inflammation chronique. — Engorgement persistant. — Induration. — Physcomie.

(2) A. Robert, Gonflement chronique des Amygdales (*Gazette médicale de Paris,* 1843).

(3) Rillet et Barthez, *Maladies des enfants.*

(4) Chassaignac, Leçons sur l'hypertrophie des Amygdales (*Gazette des hôpitaux,* 1854).

moire de Lambron à l'Académie de médecine (1) et l'article du Dictionnaire de médecine et chirurgie pratiques rédigé par M. Desnos (2). Mais ce qui nous a frappé chez la plupart de ces auteurs c'est le peu d'importance qu'ils ont donné à l'anatomie pathologique de l'amygdale. En entreprenant cette monographie, nous avons voulu essayer de combler cette lacune.

Depuis quelque temps M. Cornil, médecin de la Pitié, dont tout le monde connaît la haute compétence en matière d'histologie, avait eu l'occasion d'examiner un grand nombre d'amygdales provenant soit de son service, soit de ceux de MM. Périer à l'hôpital Saint-Antoine et Lannelongue à l'hôpital Trousseau. Sur notre demande, il a bien voulu nous communiquer le résultat de ses recherches qui ont fait l'objet d'un rapport à la Société médicale des hôpitaux (3). Aussi nous le prions d'accepter ici tous nos remerciements et le témoignage de notre gratitude, non seulement pour le service qu'il nous a rendu en cette occasion, mais encore pour la bienveillance qu'il nous a toujours témoignée.

---

(1) Lambron, *de l'Hypertrophie des Amygdales*, 1861.

(2) Desnos : Art. *Amygdalites* du nouveau Dictionnaire de médecine et chirurgie pratiques.

(3) Séance du 22 juillet 1881.

ÉTIOLOGIE.

Les causes de l'hypertrophie sont complexes, souvent mal définies, aussi est-il parfois difficile de déterminer la part qui revient à chacune d'elles. Quoi qu'il en soit, nous donnerons l'étiologie telle qu'elle est généralement admise, nous réservant seulement de démontrer plus tard (1) les différences anatomiques entre les lésions inflammatoires aiguës, les lésions scrofuleuses et celles de l'hypertrophie.

A quelle époque apparaît la maladie? Le professeur Lasègue (2) admet son origine congénitale et il établit une division étiologique bien nette. Pour lui, l'hypertrophie peut être durable ou passagère. La première se montre dans les premiers temps de la vie : c'est l'hypertrophie de l'enfance, qui atteint toujours un volume considérable. Lorsqu'on trouve chez l'adulte une hypertrophie tonsillaire volumineuse, on peut toujours affirmer qu'elle date de l'enfance. L'hypertrophie passagère pourrait être appelée secondaire; elle appartient à l'adulte et succède à toutes les affections qui peuvent frapper les tonsilles : éruptions variées, congestions, inflammations paren-

---

(1) Voir l'anatomie pathologique.

(2) C. Lasègue, *Traité des Angines.*

chymateuses, inflammations généralisées ou partielles. Elle se termine par résolution ou par induration et dans ce dernier cas, le seul qui nous intéresse, elle n'atteint jamais le volume considérable de l'hypertrophie de l'enfance.

Rillet et Barthez pensent qu'elle se montre entre deux et six ans. Évidemment il y a là une erreur et cette époque est plutôt celle de l'apparition des premiers symptômes. Au début les lésions sont trop peu accusées pour déterminer des accidents, mais la maladie n'en est pas moins constituée quoique latente. Alphonse Robert nous paraît se rapprocher bien plus de la vérité en fixant le début de six mois à deux ans.

Le tempérament lymphatique joue assurément un grand rôle dans la pathogénie de l'hypertrophie des amygdales. « Elle survient, dit Charles West (1), chez les enfants mal portant, faibles et lymphatiques », et Rillet et Barthez : « Nous croyons que le tempérament lymphatique est la cause première de la maladie. » Dans ce cas le développement de l'hypertrophie coïncide souvent avec les phénomènes fluxionnaires de la dentition.

Autre cause se rencontrant plus particulièrement chez l'adulte : les inflammations tonsillaires répétées. Ici, remarquons-le, existe un cer-

---

(1) Charles West, *Maladies des enfants.*

cle vicieux, puisque à son tour l'hypertrophie est une cause sinon active, du moins prédisposante de l'amygdalite à répétition.

Il convient de rapprocher la diphthérie de cette dernière cause. On sait, en effet (1), que dans la diphthérie de l'amygdale non-seulement il y a une congestion intense de cet organe, des fausses membranes à la surface et dans l'intérieur des cryptes, mais encore des lésions profondes, c'est-à-dire infiltration de la muqueuse, du tissu conjonctif des papilles, des follicules et du tissu réticulé par les cellules lymphatiques.

La scrofule et la syphilis peuvent être, dans toutes leurs manifestations tonsillaires, une cause d'hypertrophie.

La puberté modifie souvent l'hypertrophie amygdalienne. En effet, en vertu des relations qui existent entre les tonsilles et les organes génitaux, on constate parfois l'apparition de la maladie et plus rarement sa résolution. Chez les jeunes filles on voit souvent une augmentation de l'hypertrophie coïncider avec les périodes menstruelles (2).

---

(1) Cornil, communication au congrès scientifique d'Alger. — Thomas, *Étude anatomo-pathologique de la diphthérie.*

(2) Damaschino, *Leçons sur les maladies de l'appareil digestif.*

ANATOMIE PATHOLOGIQUE.

Avant d'aborder l'anatomie pathologique, nous allons rappeler l'anatomie normale de l'amygdale et la disposition de la région tonsillaire.

I. *Anatomie normale* (1). — Les amygdales sont situées sur les côtés de l'isthme du gosier dans la cavité même du pharynx, entre les piliers du voile du palais. Leur volume se rapproche beaucoup de celui du fruit de l'amandier. Leur diamètre vertical mesure 20 à 25 millimètres, l'antéro-postérieur 15 millimètres, le transversal 10 à 20 millimètres. Ces dimensions sont d'ailleurs très-variables : les amygdales peuvent être rudimentaires. Leur consistance est assez considérable, le tissu normal est dense, très-serré et se laisse facilement diviser, leur forme est celle d'un ovoïde un peu aplati de dedans en dehors, à grand diamètre légèrement oblique de haut en bas et d'avant en arrière. Elles sont ordinairement sessiles, mais aussi parfois pédiculées, d'autres fois bilobées. Lorsqu'elles sont pédiculées, elles peuvent faire saillie entre les deux piliers, qui dans les cas d'amygdalite, les étranglent : on s'explique

(1) Sappey, *Anatomie descriptive.* — De St-Germain, Art. *Amygdales* du Nouv. Dict. de méd. et chir. pratiques. — Richet, *Anatomie chirurgicale.* — Tillaux, *Anatomie topographique.*

ainsi la ténacité de certains engorgements. Houzé de l'Aulnoit (1) a proposé dans ce cas l'excision du pilier antérieur. Les substances astringentes que l'on emploie dans les cas d'hypertrophie ont pour action d'augmenter la rigidité des piliers; si l'amygdale est sessile, ils donneront de bons résultats car la compression favorisera le traitement. Dans certains cas lorsque l'on veut pratiquer l'excision de la tonsille avec l'amygdalotome, les piliers se contractent brusquement, enchatonnent la glande et alors on ne fait qu'en enlever un petit fragment. C'est pourquoi M. Richet conseille d'introduire l'extrémité de l'amygdalotome entre le pilier postérieur et la glande : elle viendra saillir d'elle-même dans l'anneau. — Nous avons dit que les tonsilles sont situées entre les piliers qui convergent l'un vers l'autre pour former un triangle à sommet supérieur. En général la glande est séparée du sommet du triangle par un espace nommé *excavation sus-amygdalienne* ; mais d'autres fois, dans les cas d'hypertrophie, elle comble cet espace et se prolonge sous forme de mamelon sur la paroi latérale du pharynx. Alors le chirurgien pour l'apercevoir est obligé de déprimer fortement la base de la langue et même de déterminer quelques efforts de vomissement.

---

(1) Houzé de l'Aulnoit, *Mémoire sur l'étranglement des Amygdales par les piliers du voile du palais*, 1864.

Le bord antérieur est situé derrière le pilier antérieur qui se prolonge un peu sur sa face interne; le bord postérieur longe le bord libre du pilier postérieur, et, comme ce dernier se rapproche plus de la ligne médiane que l'antérieur, l'amygdale est dirigée de dehors en dedans et d'avant en arrière. Lorsque les mâchoires sont fortement écartées si le malade vient à faire quelques efforts de vomissement, cette obliquité se prononce, de sorte que l'amygdale que l'on avait vue de profil se présente de face. C'est ce mouvement que Chassaignac a décrit le premier sous le nom de *mouvement spiroïde.*

La face interne est tapissée par la muqueuse pharyngienne. Par sa face adhérente, elle repose en haut sur le plan musculaire formé par le constricteur supérieur du pharynx et l'aponévrose pharyngée et en bas sur le muscle amygdaloglosse. Elle est séparée par du tissu cellulo-adipeux du ptérygoïdien interne et répond très-médiatement à l'angle du maxillaire inférieur; c'est ce qui permet d'expliquer la douleur que l'on détermine en pressant sur cet angle dans le cas d'amygdalite. Ce tissu cellulo-adipeux contient le paquet vasculo-nerveux du cou. Ce faisceau est situé à un centimètre et demi en arrière de la tonsille et beaucoup plus en dehors. Il est donc difficile de blesser la carotide interne dans les opérations qui se pratiquent sur l'amygdale, chez l'enfant du moins, car Chassaignac a signalé chez le vieillard une dispôsition particulière qui rend ce vaisseau beaucoup plus accessible du côté du pharynx. Ici, en effet, la carotide décrit une courbe à convexité interne.

Examinons maintenant la structure de la glande. Lorsqu'on examine la face interne de l'amygdale, on voit qu'elle présente des orifices en nombre et de grandeur variables. Ces orifices conduisent dans des cavités creusées dans l'épaisseur de l'organe et terminées en cul-de-sac. Ce sont les cryptes ou lacunes amygdaliennes. Les unes sont simples, les autres ramifiées, de telle sorte que plusieurs culs-de-sac n'ont qu'un seul orifice. Toutes sont tapissées par la muqueuse qui se prolonge à leur intérieur. On y trouve un épithélium pavimenteux, au-dessous une couche de papilles hémisphériques et coniques, plus profondément encore une couche de tissu réticulé contenant des follicules clos. Enfin extérieurement une couche de tissu fibreux entremêlé de fibres élastiques et, selon Kölliker (1), de quelques fibres musculaires provenant du constricteur supérieur. Cette couche forme à l'amygdale une demi-coque fibreuse et au tissu réticulé une enveloppe, de sorte que la glande est divisée en lobu-

(1) Kölliker, *Élém. d'Histologie hum.* Trad. française de M. Sée.

les. Les follicules clos sont arrondis, pressés les uns contre les autres, et mesurent de 200μ à 300μ. Leur paroi, épaisse de 5 à 7μ, et leur contenu alcalin renferment des cellules lymphatiques.

Les artères de l'amygdale viennent de la pharyngienne inférieure, des palatines supérieure et inférieure et de la linguale. Elles forment un réseau capillaire très fin qui s'épanouit en rayonnant dans la paroi et la cavité des follicules clos. Les veines émanent de ce réseau et vont se jeter dans un plexus veineux situé sur la paroi externe de l'amygdale et dépendent du plexus pharyngien.

L'existence des lymphatiques a été contestée par M. Sappey. Cependant Frey (1) et Th. Schmidt les ont injectés. Ils naissent par des culs-de-sac au-dessous de la couche limite des lacunes amygdaliennes, par des canaux anastomosés autour des follicules et dans l'épaisseur du tissu lymphoïde qui sépare les follicules. De là ces vaisseaux vont aux ganglions lymphatiques situés près de l'angle du maxillaire inférieur, d'où la douleur quand on presse sur cet angle dans les inflammations de l'amygdale. Ils communiquent avec ceux de la portion cartilagineuse de la trompe d'Eustache (2), ce qui explique la facile

---

(1) Frey, *Viertelj. der Zurichen noturf.*

(2) Miot et Baratoux, Considér. physiol. et anat. sur la trompe d'Eustache, *Progrès Méd.*, 18 juin 1881.

propagation de l'inflammation des tonsilles à la muqueuse de la trompe. On trouve des nerfs à la périphérie de l'organe et dans les papilles (Kölliker); ils émanent du glosso-pharyngien. Quelques-uns paraissent venir du pneumogastrique.

II. *Anatomie pathologique.* — Le volume de l'amygdale hypertrophiée est plus ou moins considérable, tantôt c'est une légère tuméfaction, tantôt, et c'est le cas le plus fréquent, elle a doublé de volume, plus rarement elle atteint celui d'un œuf de poule (cas de Lawrence et de Falloon de Liverpool).

Les pièces durcies (1) dans l'alcool mesurent de 20 à 25 millimètres de hauteur et de 20 à 23 millimètres suivant leur diamètre antéro-postérieur.

Leur surface est habituellement rosée, parfois rouge intense, sans aspérités; on y voit les orifices plus ou moins dilatés des dépressions amygdaliennes sur une surface de section perpendiculaire à leur surface libre et dirigée suivant les grands axes, on obtient à l'état frais, c'est-à-dire aussitôt après l'ablation, une coupe dont le contour est gris rosé; les fentes des dépressions sont faciles à constater et à suivre jusqu'à la limite postérieure de l'amygdale ou plutôt jusqu'à la

(1) Nous reproduisons ici la note qui nous a été communiquée par M. Cornil.

surface de section de l'amygdalotome. Il n'existe presque jamais dans ces amygdales hypertrophiées de grandes cavités kystiques, ni de dilatation, ni de dépressions comme on en trouve si souvent dans les amygdales des adultes. Les cavités qui sillonnent l'amygdale de sa surface à sa profondeur sont réduites à de simples fentes et les surfaces adjacentes de ces cavités sont au contact les unes des autres, ce qui est dû à l'hypertrophie considérable de toute la substance glandulaire. En examinant avec attention cette surface de section, on voit le plus souvent à l'œil nu les follicules qui sont volumineux et quelquefois opaques et un peu jaunâtres à leur centre. Cet aspect caséeux du centre des follicules donne à ces amygdales une apparence analogue à celle des ganglions lymphatiques hypertrophiés dans la scrofule.

Les sections de pièces durcies, examinées à un faible grossissement (10 à 20 diamètres), permettent d'étudier très-facilement la disposition générale des organes hypertrophiés. Sur les coupes perpendiculaires à la surface et passant par le grand diamètre longitudinal, on trouve d'abord le revêtement épithélial et le chorion muqueux qui appartiennent à la muqueuse du pharynx et qui tapissent la surface de l'amygdale et la couche des follicules situés immédiatement au-dessous de la muqueuse. Lorsque la section a passé à travers l'ouverture d'une dépression, on suit celle-ci depuis son goulot jusqu'à une certaine profondeur dans la préparation. On voit alors que la fente ou espace libre qui correspond à la dépression, est étroite et contient quelques cellules desquamées et quelques cellules lymphatiques ou cellules salivaires.

Le bord de ces fentes présente un revêtement épithélial et une muqueuse semblable à celle de la surface de l'amygdale et qui se continue directement avec elle à l'orifice des dépressions. Au-dessous de cette muqueuse et le long des fentes, existent le tissu réticulé et les follicules de l'amygdale.

L'épaisseur du tissu conjonctif de la muqueuse et des follicules qui la doublent, est plus considérable qu'à l'état normal ; les follicules sont très volumineux. Chaque système représentant une dépression, la muqueuse et le tissu réticulé, est séparé de ses voisins par du tissu conjonctif, par des cloisons fibreuses qui émanent de la capsule fibreuse de l'amygdale. Ces cloisons de séparations sont aussi plus épaisses qu'à l'état normal.

Lorsqu'on étudie avec de faibles grossissements des coupes transversales, c'est-à-dire parallèles à la section de la base de l'amygdale produite par l'amygdalotome, les dépressions se présentent suivant leur section, soit comme de petits cercles contenant les éléments indiqués précédemment, soit comme des fentes circulaires limitées à leur périphérie par leur muqueuse et le tissu réticulé.

Avec les faibles grossissements, sur les coupes longitudinales et transversales on apprécie très bien, lorsqu'on les compare à des préparations analogues de l'amygdale normale, l'augmentation considérable du tissu réticulé, des follicules et du tissu conjonctif appartenant, soit à la muqueues des dépressions, soit enfin aux cloisons. On peut distinguer en outre avec ces grossissements, la disposition des follicules. Ceux-ci sont arrondis, sphéroïdes ou ovoïdes, presque tous d'égal volume, leur bord est très-nettement accusé. Par les préparations faites à l'état frais, sans addition de substances colorantes, les follicules sont souvent opaques à la lumière directe, ce qui est dû surtout à la présence d'une grande quantité de fines granulations graisseuses dans leurs cellules, ainsi que nous le verrons bientôt. Le séjour des pièces dans l'alcool et la coloration au carmin, font disparaître presque complètement ces granulations, mais sur les pièces préparées en employant ces réactifs, les follicules n'en sont pas moins parfaitement distincts, parce que le tissu réticulé qui les entoure est beaucoup plus compact qu'à l'état normal, ses fibres sont plus épaisses et ce tissu se colore d'une façon très-intense par le carmin, tandis que le follicule lui-même reste jaune-rouge lorsqu'on a coloré les coupes avec le picro-carminate d'ammoniaque.

Nous pouvons maintenant étudier en détail les diverses parties de l'amygdale que nous venons d'énumérer.

Muqueuse superficielle de l'amygdale. — Le revêtement épithélial est peu épais et normal. Il est rare que le réseau papillaire du chorion muqueux soit bien développé comme à l'état normal ; le plus souvent, sur les coupes, le chorion muqueux se limite, au niveau de l'épithélium, par une surface plane. Exceptionnellement les papilles sont partiellement plus développées qu'à l'état normal. Mais d'une façon générale, les papilles manquent ; la muqueuse est étalée et repoussée par l'hypertrophie de la glande. L'absence de papilles et cette tension de la muqueuse donnent à la surface de l'amygdale cet aspect lisse et poli qui est la caractéristique habituelle de la lésion que nous étudions.

Le chorion muqueux était plus épais qu'à l'état normal, mais il ne présentait pas de cellules lymphatiques épanchées entre les fibres comme cela a lieu dans toutes les amygdalites aiguës ou subaiguës, dues, soit au froid, soit à toutes les maladies infectieuses qui portent leur action sur la muqueuse du pharynx.

L'épaississement du chorion était causé par l'épaississement des faisceaux eux-mêmes. Ceux-ci, enchevêtrés à direction généralement parallèle à la surface, se présentaient, après le durcissement des pièces et la coloration des coupes au carmin, comme de larges travées hyalines, transparentes, réfringentes, colorées en rose. Ces faisceaux étaient séparés par des cellules de tissu conjonctif plus ou moins aplaties.

Muqueuse des dépressions. — La muqueuse qui revêt les dépressions amygdaliennes, présente à considérer les mêmes modifications. Les papilles n'y sont plus visibles; le chorion muqueux est sclérosé et il contient des faisceaux de fibres de tissu conjonctif très-épais. L'épithélium de revêtement est normal. Les dépressions et fentes qui sont tapissées par la muqueuse à l'intérieur de l'amygdale, contiennent quelques cellules épithéliales desquamées, des cellules lymphatiques ou corpuscules salivaires et des microbes micrococcus et baccilus, mais en très-petite quantité, car les cavités dont il s'agit sont rétrécies et leurs parois opposées sont presque en contact. L'hypertrophie de tout le tissu réticulé et des follicules est telle que les cavités amygdaliennes sont rétrécies. Aussi ne trouve-t-on pas dans ces amygdales des kystes ou de grandes loges remplies de débris de cellules et de microbes ayant un aspect caséeux. La présence de ces masses caséeuses dans les dépressions amygdaliennes est, comme on le sait, une chose très-commune chez les adultes, même indépendamment de tout état pathologique.

Tissu réticulé et follicules. — Le tissu réticulé à larges mailles qui se trouve immédiatement en rapport avec le chorion muqueux, ou au-dessous de la muqueuse qui revêt les dépressions, est formé à l'état normal de fibrilles fixes, et il est parcouru par les vaisseaux. Dans l'hypertrophie amygdalienne, ce tissu présente en outre une quantité de faisceaux épais de tissu conjonctif, faisceaux analogues à ceux que nous venons de décrire dans le chorion muqueux et présentant la même disposition. Ces faisceaux sont surtout nombreux et pressés autour des vaisseaux, en sorte que l'on a affaire à une véritable sclérose périvasculaire. Les faisceaux de tissu conjonctif sont d'autant plus nombreux dans ce tissu réticulé que l'hypertrophie des amygdales est plus accusée et plus ancienne. Les faisceaux se présentent sur les pièces durcies suivant une section longitudinale, transversale ou oblique, selon le sens de la section. Le plus souvent, lorsque la coupe est transversale, ils sont aussi coupés transversalement, de telle sorte que leur direction générale est semblable à celle des septa ou cloisons qui partent de la capsule périphérique de l'amygdale et qui séparent les groupes de follicules. Le tissu réticulé à larges mailles, transformé ainsi en un tissu fibreux, présente encore dans ses mailles quelques cellules lymphatiques rondes et petites, possédant un petit noyau sphérique. Ce tissu s'arrête à la périphérie des follicules.

Les follicules, dont nous avons indiqué déjà la configuration générale, sont constitués par un tissu réticulé fin. Les fibrilles qui le composent ne sont pas notablement modifiées. Elles ont conservé leur gracilité et elles se continuent avec les faisceaux épaissis de tissu réticulé à larges mailles qui entoure les follicules. Aussi dans les coupes obtenues sur les pièces qui ont séjourné d'abord dans l'alcool au tiers, puis dans la gomme et l'alcool, et qui ont été ensuite nettoyées avec le pinceau, il est facile de voir la différence du volume des travées du tissu réticulé examinées dans le follicule ou à son pourtour.

Les cellules contenues dans le tissu réticulé des follicules sont dans un état variable. Lorsque les follicules examinées à l'œil nu sont opaques et gris ou gris-jaunâtre, les cellules qui les remplissent à l'état frais, examinées après dessiccation, sont granuleuses, assez volumineuses, de forme irrégulière, un peu aplaties, souvent avec des prolongements anguleux. Leur protoplasma granuleux contient des molécules de graisse. Elles renferment un seul noyau ovoïde, volumineux, muni d'un ou de plusieurs nucléoles. Le noyau se colore très bien en rouge par le carmin, mais le protoplasma reste jaune quand on emploie le picro-carminate d'ammoniaque.

Sur les coupes obtenues après durcissement par l'alcool au tiers, la gomme et l'alcool, on voit que dans ce tissu réticulé des follicules, les grosses cellules granuleuses à noyau ovoïde sont les plus nombreuses. Il y a peu de petites cellules lymphatiques rondes à noyau sphérique. Après l'action du pinceau qui déblaye en partie ce tissu, il est facile d'apprécier la forme de ces divers éléments. On constate, dans les parties les plus éclaircies par le pinceau, qu'il existe de petites granulations de graisse le long des fines travées du réticulum. Ces grosses cellules granuleuses à noyau ovoïde proviennent-elles uniquement d'une hypertrophie des cellules plates contiguës aux fibrilles à l'état normal, ou sont-elles plutôt des cellules lymphatiques plus volumineuses qu'à l'état normal et dont le noyau s'est modifié? Il est assez difficile de le prouver sur la provenance de ces éléments; mais comme on connaît la facilité avec laquelle les cellules lymphatiques se tuméfient et prennent les molécules organiques qui les entourent, on est fondé à penser que ces éléments constituent un grand nombre des cellules granuleuses des follicules.

Si les follicules sont ainsi altérés dans un certain nombre d'hypertrophies de l'amygdale, il en est d'autres dans lesquels les cellules contenues dans le tissu réticulé des follicules, sont de petites cellules lymphatiques ordinaires. Dans certains cas les follicules contiennent plus ou moins de grandes cellules granuleuses, en même temps que de petites cellules lymphatiques. Cela varie, non seulement quand on compare plusieurs amygdales, mais aussi les follicules appartenant à la même glande.

Lorsqu'on examine des coupes colorées au picrocarminate d'ammoniaque, on voit que la couleur des follicules diffère de celle du tissu réticulé périphérique, les premiers étant plus jaunâtres que leur pourtour. Les détails dans lesquels nous sommes entrés expliquent très-bien cette différence de coloration et nous n'avons pas à y revenir.

Cloisons fibreuses de l'amygdale. — Les cloisons de tissu conjonctif qui partent de la capsule de l'amygdale et qui divisent cet organe en autant de systèmes distincts qu'il y a de dépressions entourées de leur tissu réticulé, sont, elles aussi, notablement épaissies dans l'hypertrophie. Les faisceaux de fibres qui les constituent sont très-épais ; on les suit dans une assez grande longueur sur les coupes longitudinales, tandis qu'ils sont coupés en travers ou obliquement dans les coupes transversales. Ils ont séparés par des cellules aplaties.

En résumé, l'hypertrophie de l'amygdale est due à l'augmentation du volume du tissu réticulé et des follicules de l'organe, et à la formation nouvelle de faisceaux de fibres de tissu conjonctif dans le chorion muqueux de la muqueuse superficielle et de celle qui tapisse les dépressions. La muqueuse de la surface est étalée, repoussée par l'hypertrophie du tissu de l'amygdale. Le tissu réticulé périfolliculaire présente des faisceaux de fibres de tissu conjonctif très-épais tandis que, dans le réticulum des follicules, on observe des cellules tuméfiées, granuleuses, à noyau ovoïde.

Pour expliquer et interpréter ces diverses lésions, il convient de rapprocher l'hypertrophie amygdalienne des autres lésions de la même glande et de celles des ganglions lymphatiques. C'est le seul moyen d'assigner une place à cette maladie dans le cadre pathologique. Il est rationnel de comparer cette inflammation chronique scléreuse de l'amygdale non seulement aux inflammations aiguës ou chroniques du même organe, mais aussi à celles des ganglions lymphatiques, car le tissu réticulé et les follicules de l'amygdale ont exactement la même structure que ceux des ganglions lymphatiques. L'amygdale n'est autre qu'un ganglion lymphatique recouvert par la muqueuse buccale et creusé de cavités crypteuses que tapisse cette muqueuse.

L'hypertrophie de l'amygdale, maladie essentiellement chronique, diffère absolument de toutes les inflammations aiguës. Que voyons-nous, en effet, dans celles-ci? Lorsqu'elles sont superficielles, catarrhales, liées à l'impression du froid ou à une éruption de la muqueuse analogue à celle qui envahit la peau, la muqueuse qui recouvre l'amygdale est seule atteinte; sa couche épithéliale, son chorion muqueux, présentent entre les cellules de la première, entre les fibres du second, des cellules lymphatiques migratrices plus ou moins nombreuses; il en résulte une desquamation considérable de l'épithélium superficiel, une sécrétion muqueuse, une tuméfaction de la muqueuse. Presque toujours alors la muqueuse qui tapisse les dépressions est altérée de la même façon et les cellules épithéliales desquamées s'accumulent avec le mucus et les très-nombreuses cellules lymphatiques dans les cryptes amygdaliennes qui sont d'abord distendues et qui plus tard vident leur contenu à la surface de l'amygdale. Dans ces inflammations superficielles et bénignes, le tissu réticulé est atteint à un très-faible degré; si l'amygdale est augmentée de volume cela vient surtout de la distension de ses cavités crypteuses;

aussi voit-on cette augmentation de volume diminuer et disparaître du jour au lendemain en même temps que du muco-pus, épaissi par les cellules desquamées, s'élimine peu à peu par le goulot de plusieurs dépressions crypteuses.

Mais les amygdalites plus intenses, plus profondes, liées ou non à la présence de microbes infectieux, se caractérisent aussi par une hypertrophie considérable des follicules et du tissu réticulé. Dans les amygdalites de la diphthérie et de la scarlatine, par exemple, le tissu réticulé et les follicules sont bourrés de globules blancs, et ils sont augmentés de volume presque autant que dans l'hypertrophie chronique des amygdales. Dans la diphthérie, la muqueuse superficielle, et celle qui tapisse les dépressions, présente en outre la chute de l'épithélium et la fausse membrane sur la description desquelles M. Cornil a insisté dans un récent travail (1).

Ainsi, l'inflammation aiguë diffère de l'hypertrophie parce que dans la première on rencontre, dans toutes les couches de la muqueuse et dans le tissu réticulé, une quantité considérable de cellules lymphatiques migratrices, tandis que dans l'hypertrophie on a affaire à une néoformation de tissu fibreux. C'est précisément le rapport qui existe constamment entre les inflammations

---

(1) V. Cornil, *loc. cit.*

aiguës et les inflammations chroniques dans tous les organes. Dans l'hypertrophie nous trouvons, en outre de la sclérose, cette accumulation dans les follicules de grandes cellules à noyaux ovoïdes, contenant souvent des granulations graisseuses que nous avons signalées plus haut et qui remplacent les petites cellules lymphatiques.

Cette hypertrophie des cellules lymphatiques des follicules nous paraît occasionnée, non-seulement par les modifications apportées par l'inflammation chronique à la nutrition de ces cellules, mais aussi par leur rétention. Il est évident, en effet, que la circulation de la lymphe ne peut pas s'effectuer librement, comme à l'état normal, dans un tissu réticulé dont les travées, si fines à l'état normal, sont remplacées par des faisceaux fibreux et par du tissu conjonctif fasciculé.

L'hypertrophie amygdalienne est donc une inflammation chronique scléreuse de l'amygdale.

Ainsi modifiée, l'amygdale, malgré son augmentation de volume, ne paraît pas posséder une circulation active. Il s'écoule peu de sang après la section de l'amygdalotome, et le tissu de l'amygdale est pâle lorsqu'on la coupe après l'opération, suivant son grand diamètre.

Cette particularité est expliquée par l'état des parois vasculaires entourées, ainsi que nous l'avons vu, de faisceaux épais de tissu conjonctif. On sait au contraire combien l'hémorrhagie peut être abondante si l'on coupe avec l'amygdalotome une amygdale atteinte d'une inflammation aiguë. Là, en effet, les parois vasculaires sont entourées d'un tissu rendu encore plus friable par l'inflammation aiguë, infiltré qu'il est par du liquide et par des cellules lymphatiques.

Comparée avec l'hypertrophie scrofuleuse des ganglions lymphatiques, l'hypertrophie amygdalienne s'en rapproche par plusieurs caractères très importants et en diffère par un autre également essentiel.

Entre la scrofule ganglionnaire et l'hypertrophie amygdalienne, les lésions communes sont l'épaississement du tissu fibreux de l'enveloppe et des cloisons, la transformation du tissu réticulé périfolliculaire en tissu conjonctif fasciculé, et les lésions des follicules. Les cellules des follicules présentent, en effet, dans les deux cas un état granuleux de leur protoplasma et des noyaux ovoïdes. La dégénération est toutefois plus prononcée dans les ganglions scrofuleux.

Le caractère différentiel entre la scrofule ganglionnaire et l'hypertrophie amygdalienne, consiste dans l'absence de cellules géantes dans cette dernière. M. Cornil a cherché dans un grand nombre de cas d'hypertrophie les cellules géantes sans jamais en découvrir, tandis qu'elles se rencontrent, comme on le sait, dans les adénites scrofuleuses.

L'amygdale hypertrophiée ne ressemble nullement du reste à l'amygdale tuberculeuse. Celle-ci est en effet très rapidement atteinte d'érosions et d'ulcérations qui présentent à leur bord et à leur fond, de petites granulations dont le centre est habituellement jaune et opaque, tandis qu'au contraire la surface de l'amygdale hypertrophiée reste lisse, grise ou gris-rose, sans ulcération. Au microscope on trouve très facilement, dans la tuberculose amygdalienne, des cellules géantes en quantité considérable, occupant généralement le tissu réticulé des follicules. De plus, les cryptes sont distendues par une desquamation épithéliale mêlée à de la suppuration.

Tout en faisant des restrictions sur la possibilité de la tuberculisation d'une amygdale hypertrophiée, mais sans avoir vu rien de pareil, M. Cornil croit pouvoir séparer absolument l'hypertrophie d'avec la tuberculose.

L'hypertrophie amygdalienne présente avec la scrofulose ganglionnaire un autre point de contact, c'est qu'elle détermine souvent une hypertrophie et une induration persistante des ganglions lymphatiques du cou.

Ainsi il existe, au point de vue de l'anatomie et de l'histologie pathologiques, bien des points de contact entre la maladie qui nous occupe et la scrofule ganglionnaire. Il manque toutefois un caractère important : la présence des cellules géantes.

SYMPTOMES.

L'hypertrophie des amygdales peut passer inaperçue pendant plusieurs années; mais une fois qu'elle a atteint un certain volume, elle se révèle par des signes physiques et des troubles fonctionnels.

En général, le premier phénomène qui attire l'attention, est le ronflement de l'enfant pendant son sommeil. La respiration est râlante, bruyante au point d'empêcher de dormir les personnes qui entourent le malade. Le ronflement s'accompagne parfois d'une semi-asphyxie, caractérisée par une cyanose de la face, une agitation extrême, par une sorte de nutation de la tête qui va contre les bords du lit. L'enfant recherche le décubitus élevé; il suffoque dès qu'on le place dans le décubitus horizontal. D'autres fois ce sont des amygdalites répétées qui annoncent le début de la maladie.

SIGNES PHYSIQUES. — *Examen de la gorge.* — Si l'on vient à pratiquer l'examen de la gorge, on peut constater les lésions de l'amygdale et des parties voisines. L'amygdale est plus ou moins volumineuse, de couleur rosée, parfois rougeâtre lorsqu'il survient une poussée inflammatoire, le plus souvent lisse, parfois chagrinée, plus rarement lobulée. Les deux amygdales peuvent être hypertrophiées au même degré, mais l'une ordinairement est plus volumineuse. La sécrétion est nulle ou peu abondante, la consistance diminue : l'amygdale se laisse facilement déchirer.

Lorsque l'hypertrophie est telle que les deux tonsilles viennent se mettre en contact sur la ligne médiane, on constate une déformation de la voûte palatine. Le voile du palais est refoulé en haut, la luette en avant. La voûte au lieu d'être en plein cintre, se relève en ogive et le plancher des fosses nasales se soulève.

Les ganglions lympathiques de la région sous-maxillaire sont souvent le siège d'une adénite chronique : ils sont plus ou moins volumineux, durs, parfois douloureux. Lorsque les amygdales sont atteintes d'inflammations aiguës ou subaiguës, ils augmentent un peu de volume et deviennent plus douloureux encore.

Troubles fonctionnels. — *Gêne à la déglutition.* — La plupart des auteurs ne donnent que peu d'importance aux troubles de la déglutition, cependant il est un cas où ils peuvent devenir assez sérieux ou du moins fort gênants : c'est lorsque les amygdales sont très-volumineuses et présentent des orifices excessivement dilatés. Nous les avons constatés chez un de nos amis. L'hypertrophie était énorme, les amygdales séparées sur la ligne médiane par un centimètre d'intervalle et leur surface criblée d'orifices dilatés. Pendant les repas des parcelles alimentaires allaient se loger dans les cryptes et déterminaient des accès de toux et de dyspnée excessivement violents, qui fréquemment se terminaient par des vomissements.

Dyspnée et altération de la voix. — La dyspnée est très-variable quant à son intensité ; dans des cas, exceptionnels il est vrai, on l'a vue aller jusqu'à l'asphyxie. Shaw rapporte le fait d'un enfant chez lequel il fut obligé de pratiquer la trachéotomie. Elle s'accompagne ordinairement d'une toux constante et pénible, qui s'exaspère par moment et peut faire croire à un commencement de tuberculose pulmonaire. Elle est liée ordinairement à un catarrhe des voies respiratoires.

La dyspnée peut provenir du rétrécissement des fosses nasales, du pharynx, du larynx et de la cage thoracique.

Nous avons vu que les fosses nasales sont rétrécies par la déformation du voile du palais, de plus elles subissent un arrêt de développement, en vertu du principe qui veut que tous les conduits qui ne sont pas traversés par la quantité de liquide ou de fluide au trajet desquels ils étaient destinés, se rétrécissent.

Du côté du pharynx le rétrécissement est dû à

l'obstruction de son orifice supérieur par les amygdales hypertrophiées.

Pour le larynx, c'est un arrêt de développement et le principe est le même que pour les fosses nasales. Il en résulte des troubles de la voix qui est faible et altérée dans son timbre. « Chez presque tous les sujets, dit Chassaignac, la voix est faible, voilée; chez quelques-uns cet affaiblissement va jusqu'à l'aphonie. Nous n'avons jamais rencontré ce dernier caractère comme état permanent, mais nous l'avons souvent observé comme coïncidant avec un accroissement temporaire de volume, dû à l'état phlegmasique chez des sujets depuis longtemps atteints d'hypertrophie amygdalienne. — Du reste dans ces diverses altérations de la voix, une part doit être faite à l'influence des parties supérieures de l'appareil qui sont presque toujours modifiées elles-mêmes. Ce n'est pas tout. Si les sons vocaux subissent une altération dans leur force et leur timbre, l'articulation de la parole subit elle aussi des entraves, moins fréquentes il est vrai, mais souvent très-prononcées. L'exercice de la parole est pénible, la prononciation défectueuse, l'articulation des sons difficile. » Lorsque l'altération de la voix tient exclusivement aux déformations de la voûte palatine, elle peut disparaître après l'ablation des amygdales, mais souvent aussi elle persiste.

La dyspnée est encore due, en grande partie,

aux déformations thoraciques qui diminuent la colonne d'air introduite dans les poumons. Dupuytren, le premier, a signalé ces déformations : pour lui, ce n'était qu'une simple coïncidence de lésions rachitiques. Plus tard, Shaw, en Angleterre, décrivit ces déformations et vit parfaitement leur relation avec l'hypertrophie. Il les expliqua ainsi : l'obstacle au libre accès de l'air dans les poumons empêche leur complet développement à chaque effort inspiratoire, de façon qu'il se formerait un vide entre ces organes et la paroi thoracique, si la pression extérieure sur les parois flexibles de celle-ci ne les repoussait pas en dedans pour combler l'espace où tend à se reproduire le vide. Il se fait un aplatissement du thorax avec saillie en avant du sternum. C'est ce qu'il appelait la poitrine de pigeon (*pigeon breast*). Il l'observa sur l'enfant dont nous avons parlé plus haut et la déformation disparut d'elle-même après l'excision des amygdales.

Plus tard, Lambron, dans un mémoire remarquable, décrivit une déformation qui paraît toute différente de celle de Shaw. Elle survient dans les cas d'hypertrophie précoce et persistante. « Les côtes qui forment la paroi thoracique sont plus ou moins déprimées ou enfoncées, de sorte que ces arcs osseux présentent une incurvation en sens opposé à leur courbure naturelle et le maximum de cette incurvation répond à peu près au milieu de la longueur des os. La partie supérieure de la poitrine le plus souvent ne participe en rien à cette déformation. Le sternum est fortement déprimé vers la réunion de son tiers inférieur avec ses deux tiers supérieurs, il conserve à peu près sa forme normale dans le reste de son étendue. » On a justement comparé cette déformation à celle qui serait produite par la constriction d'un anneau au niveau du tiers inférieur de la poitrine. La déformation de l'hypertrophie se distingue de celle des rachitiques par l'absence des saillies chondro-sternales (chapelet rachitique), des deux gouttières verticales occupant presque toute la hauteur de la poitrine. Chez les asthmatiques et les emphysémateux la poitrine n'est pas déprimée transversalement à la partie inférieure ; elle est ronde, globuleuse et les côtes sont relevées. La déformation tonsillaire est due aux tractions que les insertions du diaphragme exercent sur des côtes peu résistantes, pendant les efforts inspiratoires.

Troubles de l'audition. — L'appareil auditif présente des modifications importantes. Ce sont des troubles de l'acuité auditive, variant depuis la simple dureté de l'ouïe jusqu'à la surdité presque complète, ou bien encore des hallucinations de ce sens, telles que tintements, bourdonnements d'oreille, gênant la perception des sons au point de donner un facies idiot. Ces troubles sont au maximum quand l'amygdale est enchatonnée; ils augmentent avec les temps humides et diminuent avec un temps sec et chaud. Itard leur a reconnu trois causes différentes : 1° oblitération de la trompe d'Eustache à la suite de la compression de son orifice par l'amygdale hypertrophiée; 2° oblitération inflammatoire due au boursouflement de la muqueuse; 3° oblitération catarrhale dépendant de l'accumulation de mucosités dans la trompe. Kramer s'est élevé contre ce triple mécanisme en s'appuyant sur ce fait que le cathétérisme de la trompe est toujours possible dans les cas de troubles auditifs survenant avec l'hypertrophie des amygdales. Cette objection n'a pas de valeur, car de ce qu'une sonde peut pénétrer dans la trompe, il ne s'en suit pas que l'air puisse y passer. Dans le coryza, les fosses nasales sont perméables à la sonde et ne le sont pas à l'air. Cependant aujourd'hui on ne peut pas admettre la compression de l'orifice de la trompe, car on sait que même dans les hypertrophies énormes, l'amygdale n'arrive jamais à ce niveau, mais qu'elle s'étend plutôt transversalement ou bien en bas du côté du pharynx. Quant aux deux autres causes elles sont réelles et M. Desnos cite à l'appui de la dernière le fait suivant : le malade perçoit un gargouillement, indice de l'état catarrhal de la trompe.

Du côté de l'appareil olfactif, on observe une diminution considérable de l'odorat liée à l'arrêt de développement des fosses nasales et au petit volume de la colonne d'air qui les traverse. Comme conséquence de la perte de l'odorat le goût est diminué. Il faut y ajouter l'état de siccité de la muqueuse buccale, dû à ce que le malade respire la bouche ouverte. La perte du goût peut entraîner une pertubation des fonctions de l'estomac. Les yeux sont souvent le siège de conjonctivites, de kératites liées à une altération profonde de la constitution. Chassaignac cite un cas de kératite ulcéreuse qui avait résisté à tous les moyens, et qui guérit après l'amygdalotomie.

Enfin les fonctions cérébrales peuvent aussi être le siége de troubles plus ou moins sérieux. La compression des vaisseaux du cou par les tonsilles hypertrophiées peut déterminer une gêne considérable dans la circulation céphalique et c'est peut-être à cela qu'il faut attribuer la céphalalgie, l'insomnie, l'agitation nocturne, l'obtusion intellectuelle, l'inaptitude au travail et l'hypochondrie.

Influence sur l'état général. — D'après cet exposé, on conçoit aisément que si la maladie date de l'enfance, le développement de l'organisme doit en ressentir un contre-coup fâcheux.

Le système musculaire ne peut se développer

complètement, puisque l'essoufflement qui survient au moindre exercice ne permet pas de lui donner toute l'activité dont il a besoin pour son évolution. Aussi les troubles fonctionnels et la faiblesse de constitution qui résultent de l'hypertrophie amygdalienne se révèlent par un ensemble de signes qui donnent à l'enfant un habitus extérieur presque pathognomonique : les narines deviennent excessivement petites, étroites, la bouche entr'ouverte, la tête inclinée sur un côté et portée en avant. Cet aspect bizarre de la face est encore augmenté par suite des modifications dans le développement de la mâchoire supérieure. L'arcade dentaire supérieure devient très-étroite, de façon à ne pas offrir une place suffisante au développement des dents qui s'entrecroisent irrégulièrement.

Les membres sont grêles, le tronc déformé, la taille peu élevée et il existe quelquefois des déviations de la colonne cervicale liées à la surdité. La puberté est souvent retardée. Chez les jeunes filles l'apparition des règles est tardive, les seins sont peu développés, parfois un seul paraît atrophié. Dans ce dernier cas, on l'a vu reprendre son volume normal après l'ablation des amygdales. Par suite de la diminution de l'hématose, on constate chez les enfants une pâleur considérable, une prostration extrême et une tendance marquée aux syncopes dans les moindres affections.

La marche de la maladie est essentiellement lente et progressive et ses terminaisons variables. Tantôt les troubles respiratoires et la gêne de la déglutition augmentent peu à peu et finissent par réclamer l'intervention chirurgicale, tantôt, au contraire, après avoir progressé pendant un certain temps, la maladie reste indéfiniment stationnaire. Il survient dans ces cas-là des poussées inflammatoires subaiguës ou même aiguës qui peuvent aller jusqu'à la suffocation. Enfin le malade est fréquemment atteint de coryzas, de bronchites plus ou moins intenses.

Nous avons vu que la puberté peut modifier d'une façon favorable l'hypertrophie et même amener une guérison définitive. Malheureusement cette terminaison est très rare.

DIAGNOSTIC ET PRONOSTIC.

Diagnostic.—Le diagnostic est en général facile: l'examen de la gorge à lui seul permet de distinguer l'hypertrophie des autres lésions de l'amygdale. Cet examen peut présenter d'assez grandes difficultés chez certains enfants rebelles. Il faut alors profiter d'un moment d'inattention de leur part et introduire rapidement et profondément la cuiller ou l'abaisse-langue au fond de la bouche: en déprimant fortement la base de la langue on les forcera à écarter les mâchoires. Quelquefois l'amygdale hypertrophiée se prolonge dans le pharynx, de sorte qu'à première vue on ne peut pas juger de toute l'étendue de la lésion. En déterminant quelques efforts de vomissement, on fera saillir toute la glande au niveau de l'isthme du gosier. D'ailleurs, dans ce cas, on pourrait, comme le conseille M. Lasègue (1), s'aider du toucher qui permettra de constater en outre la consistance et la forme de l'amygdale.

Bien que ce diagnostic soit facile, on a vu des cas où un abcès rétro-pharyngien de la paroi latérale a été pris pour une hypertrophie de l'amyg-

---

(1) Ch. Lasègue, *loc. cit.*

dale. Giraldès (1) rapporte dans ses leçons un fait de ce genre.

D'après cet auteur l'abcès rétro-pharyngien se distingue de l'hypertrophie, par la constriction des mâchoires, une dysphagie extrême, les accès de toux et de suffocation, la dyspnée progressive depuis quelques jours, enfin par la fréquence du pouls.

Une fois le diagnostic de la lésion posé, il faut rechercher s'il n'existe pas de traces de scrofule, de syphilis ou des complications du côté de la trompe d'Eustache, des fosses nasales et des bronches. Toutes ces données auront une grande importance lorsqu'il s'agira du traitement.

Pronostic. — L'hypertrophie, sauf le cas où elle s'accompagne d'accidents inflammatoires suraigus, est considérée comme une affection assez bénigne. Cependant le pronostic peut être assez sérieux si l'hypertrophie date de l'enfance et surtout si elle est abandonnée à elle-même. On comprend qu'une affection, qui survient au milieu de la période évolutive par excellence, c'est-à-dire l'enfance, et qui entrave la plupart des grandes fonctions, doit avoir les conséquences les plus fâcheuses sur tout l'organisme. Chaissaignac en a tracé un tableau, qui pour être effrayant n'est pas

---

(1) Giraldès, *Leçons cliniques sur les mal. chirur. des enfants*, 1864.

moins exact. Nous le reproduisons tel qu'il l'a donné : brièveté de l'haleine, développement incomplet avec déformations du thorax, essoufflement qui, en s'opposant aux jeux de l'enfant, nuit au développement des forces et du système musculaire; facilité à entrer en sueur au moindre exercice, ce qui est l'origine de nombreuses phlegmasies pour la gorge et les organes respiratoires; fétidité de l'haleine, sécheresse de la langue, empâtement de la bouche, endolorissement habituel de la gorge, dysphagie, état dyspeptique par suite des hypersécrétions pharyngiennes, qui quelquefois sont purulentes; sommeil pénible, accompagné de ronflement; torpeur générale et obtusion de l'intelligence allant jusqu'à produire une sorte de crétinisme tonsillaire, par suite de l'espèce de goître pharyngien représenté par les amygdales; puberté languissante, retard de développement des mamelles, troubles de la menstruation; prédisposition permanente aux maux de gorge, suppuration à l'intérieur du pharynx.

L'hypertrophie des amygdales est donc une affection qui doit être traitée de bonne heure.

TRAITEMENT.

Traitement général. — Le traitement général trouve surtout son indication dans les cas où l'hypertrophie est le résultat d'une maladie diathésique. Voilà pourquoi il convient de faire des recherches minutieuses à ce point de vue. Si l'hypertrophie est consécutive aux manifestations tonsillaires de la syphilis, il faut avant tout instituer le traitement hydrargyrique. A un sujet scrofuleux, on donnera de l'huile de foie de morue, des amers et les préparations iodées. Ces dernières d'ailleurs, et surtout l'iodure de potassium, sont indiquées dans tous les cas. On a vu des hypertrophies volumineuses céder à ce traitement.

Lorsque la maladie a profondément modifié l'organisme, lorsque la nutrition générale est en souffrance, les toniques, une alimentation saine et reconstituante doivent venir en aide au traitement local.

Traitement local. — Si l'hypertrophie est accompagnée d'amygdalite aiguë, on devra d'abord combattre cette dernière : les émollients, aidés de quelques dérivatifs, suffisent pour cela.

Les moyens topiques que l'on a conseillé sont très-nombreux. Nous nous bornerons à ceux qui ont paru donner les meilleurs résultats.

M. Lasègue est partisan des attouchements avec l'alun ou le chlorure de chaux. Après avoir enduit la pulpe de l'index d'une légère couche de miel on la couvre d'alun pulvérisé que l'on porte sur l'amygdale.

Ces applications doivent être répétées trois ou quatre fois par jour. Les badigeonnages de l'amygdale avec la teinture d'iode pure ou étendue peuvent rendre des services. Graves a eu quelques succès avec les cautérisations au nitrate d'argent solide. Dans ces derniers temps, un nouveau traitement a donné de grands succès : je veux parler des pointes de feu, faites avec le thermo-cautère Paquelin. M. Dieulafoy, qui a employé ce procédé, a vu des hypertrophies énormes céder à cinq ou six cautérisations. Ce traitement permet d'éviter les hémorrhagies ; de plus la douleur est insignifiante. Enfin il est un dernier moyen à la fois général et local : c'est l'emploi des sulfureux, préconisés par Lambron. Ce traitement aurait donné d'excellents résultats entre les mains de son auteur à Bagnères-de-Luchon. Il consiste en douches sulfureuses, en boissons et en bains. On donne d'abord une première douche en jet sur l'amygdale pendant cinq minutes. Au bout de quelques jours on peut la prolonger pendant un quart d'heure : les malades la supportent très-bien. A la douche en jet succède une douche en arrosoir sur le cou, sur le tronc et sur les membres; on termine par les pieds. Après quinze jours de ce traitement, Lambron a vu non-seulement l'hypertrophie se résoudre, mais encore l'état général s'améliorer d'une façon remarquable.

Malheureusement ces moyens échouent souvent, et il ne reste plus que l'intervention chirurgicale.

Avant d'aborder l'amygdalotomie, nous devons dire quelques mots du traitement des déformations. Dupuytren (1) employait les exercices gymnastiques. Il plaçait l'enfant droit contre un mur. Alors posant une main sur la partie proéminente du sternum, il pressait dessus avec force à chaque expiration et suspendait la pression pendant l'inspiration. Ch. West a eu des succès avec ce traitement. Il est évidemment rationnel, lorsque les amygdales hypertrophiées depuis longtemps ont amené cette longue suite de troubles fonctionnels qui ont abouti aux déformations du tronc et l'arrêt du développement du système musculaire. M. le professeur Bouchardat est grand partisan de la gymnastique thérapeutique (2). « Les maladies de misère, scrofules, tubercules, et surtout les imminences à ces affections indiquées, par l'hérédité, par l'alanguissement des

---

(1) Dupuytren, *Répert. d'anat. et Phys. et Leçons or. de clin.*, 1839.

(2) Bouchardat, *Formul. magi.*, 1881.

fonctions de nutrition, voilà les cas les plus nets après la glycosurie dans lesquels se révèle la puissance de la gymnastique. » La conduite du médecin est nettement tracée dans ces cas-là par ces quelques mots du savant professeur d'hygiène de la Faculté.

Amygdalotomie. — L'amygdalotomie a été pratiquée dès la plus haute antiquité : Celse, Aetius, Paul d'Égine ont décrit les divers procédés qu'ils employaient. Après eux elle tomba presque complètement dans l'oubli : Bruneau de Padoue et A. Paré (1) n'en parlent presque pas. C'est à Moscati (1738) que revient l'honneur de l'avoir mise en vogue. Les procédés sont nombreux : Celse arrachait l'amygdale ; Guillemau, Heister, Scharp, Moscati employaient la ligature ; M. Aurèle Séverin le cautère actuel et Heister les caustiques. A ces méthodes on a ajouté depuis l'excision seule, l'excision et les caustiques (Péraire de Bordeaux), l'écrasement linéaire (Chassaignac, Tanner).

Avant de pratiquer l'amygdalotomie, on doit essayer les moyens médicaux. On a conseillé d'attendre la puberté, mais les guérisons sont si rares par le fait seul de cette influence qu'il vaut mieux ne pas y compter.

Il y a deux contre-indications à l'opération : les

---

(1) A. Paré, *Œuvres complètes*, édition Malgaigne.

épidémies de diphthérie, la plaie faite à l'amygdale peut être une porte ouverte à la maladie et les amygdalites aiguës, car l'hémorrhagie est à redouter. Cependant Chassaignac ne regardait pas l'angine tonsillaire comme une contre-indication, bien plus il préférait opérer dans ces conditions : la section de l'amygdale était plus facile et l'écoulement de sang défluxionnait les parties voisines.

On s'est demandé si l'ablation des tonsilles ne pouvait pas avoir des conséquences fâcheuses sur certaines fonctions telles que phonation ou déglutition. On n'a jamais rien observé de semblable. D'ailleurs leur rôle est si peu actif que l'on peut les supprimer sans inconvénient.

A quel âge doit-on opérer? Guersant conseille de le faire entre dix-huit mois et deux ans, car à cet âge il n'a jamais eu d'hémorrhagies. M. de Saint-Germain préfère attendre jusqu'à deux et huit ans (1).

L'opération peut être faite, soit avec des ciseaux, soit au bistouri, soit à l'amygdalotome. Les ciseaux sont aujourd'hui complètement abandonnés.

Opération au bistouri. — On emploie généralement le bistouri de Blandin à lame courte et

---

(1) De St-Germain, *Amygdalotomie* du Nouv. Dict. de méd. et chir. prat.

troite et à manche très long, mais le bistouri boutonné ordinaire, dont la lame a été recouverte de diachylon, peut parfaitement suffire. Outre le bistouri il faut avoir sous la main une pince de Museux coudée, un coin de bois ou un simple bouchon de liège, un abaisse-langue ou une spatule. On s'est demandé s'il était nécessaire d'employer l'anesthésie. Presque tous les chirurgiens condamnent cette pratique parce que le sang peut pénétrer dans le larynx et déterminer l'asphyxie. Le malade sera placé devant une fenêtre bien éclairée, assis sur une chaise, si c'est un adulte, sur les genoux d'un aide, si c'est un enfant. L'aide maintiendra le thorax et les membres supérieurs dans ses bras et les membres inférieurs entre ses jambes. Un second aide immobilisera la tête et la renversera fortement en arrière. Il est souvent fort difficile de maintenir les enfants, M. de Saint-Germain prétend que l'amygdale une fois saisie par la pince, l'enfant le plus indocile reste parfaitement immobile. Une autre difficulté consiste à faire ouvrir la bouche. Pour cela il est un petit moyen très-sûr : on comprime les narines et au moment où l'enfant ouvre la bouche pour respirer, on glisse le coin entre les arcades dentaires, du côté opposé à l'amygdale que l'on veut enlever.

Supposons qu'il s'agisse d'enlever l'amygdale gauche. La pince tenue de la main gauche va saisir l'amygdale le plus bas possible et l'entraîne en dedans. On saisit le bistouri de la main droite, on l'introduit à plat dans la bouche, son tranchant dirigé en dehors et on arrive sous l'amygdale. Après avoir relevé le tranchant en haut, on sectionne l'amygdale de bas en haut par un petit mouvement de scie et en rasant ses piliers. Autrefois on sectionnait la glande de haut en bas, mais lorsque l'on arrivait à sa partie inférieure elle se renversait sur l'orifice du larynx. Après avoir laissé reposer le malade pendant une dizaine de minutes, on procède à l'ablation de l'amygdale droite. Le manuel opératoire est le même, seulement il faut intervertir l'ordre des mains, c'est-à-dire prendre la pince de la main droite et le bistouri de la gauche. L'amygdale peut se déchirer, on en serait quitte pour la saisir de nouveau et recommencer l'opération. S'il restait quelques lambeaux, il faudrait les enlever avec les ciseaux.

Opération à l'amygdalotome. — La première idée de l'amygdalotome revient à Desault. Son instrument, le kiotome était complètement tombé dans l'oubli lorsque le chirurgien américain Fahnestock inventa l'amygdalotome. Depuis il a subi d'importantes modifications. Les plus heureuses sont dues à Velpeau qui ajouta aux anneaux primitifs une lance pour fixer l'amygdale, à Guersant qui remplaça la lance par une fourchette, enfin à Maisonneuve. Grâce aux perfectionnements de ce dernier, l'instrument peut se manœuvrer d'une seule main.

Les préliminaires de l'opération sont à peu près les mêmes que pour l'amygdalotomie au bistouri, seulement ici un aide peut suffire, car on a besoin d'une immobilité moins complète. On introduit l'instrument à plat; une fois arrivé au niveau de l'amygdale on introduit l'extrémité des anneaux entre le pilier postérieur et le bord correspondant de l'amygdale, enfin on sectionne en attirant à soi l'anneau tranchant. M. Richet insiste sur la précaution que nous venons de signaler, principalement lorsque l'amygdale est enchatonnée, sans cela en court risque de n'enlever qu'une petite portion de l'organe.

Chassaignac enlevait les deux amygdales à la fois; pour cela, il plaçait un premier amygdalotome et le confiait à un aide puis il introduisait le second et sectionnait les deux glandes du même coup. Ce procédé a du bon, car on rencontre souvent des malades, qui après s'être laissé enlever une amygdale, refusent une seconde opération.

Et maintenant, quel procédé doit-on choisir? On a donné en faveur de l'opération au bistouri les raisons suivantes : l'ablation de l'amygdale est moins douloureuse; plus complète; on ne s'expose pas à voir l'instrument se briser lorsque la glande est trop dure ou lorsqu'il y a un calcul. Enfin lorsque l'amygdale est trop volumineuse, elle ne peut pas pénétrer dans les anneaux. Ces arguments ont en somme peu de valeur et le plus grand nombre des chirurgiens préfère l'amygdalotome. En effet, si l'instrument est bien tranchant l'opération n'est pas plus douloureuse; dans les cas d'amygdale enchatonnée, le procédé de M. Richet permet de l'enlever à peu près complètement. Si l'amygdale est très dure, s'il y a un calcul on pourra d'abord essayer l'amygdalotome et si l'on ne réussit pas on prendra alors le bistouri. La dernière raison n'a pas de valeur aujourd'hui, car chaque amygdalotome porte plusieurs anneaux pouvant s'adapter à tous les cas. De son côté l'instrument de Fanhestock présente de nombreux avantages : rapidité de l'opération, facilité d'introduction chez l'enfant indocile, possibilité de leur dissimuler l'opération et surtout hémorragies moins fréquentes, car l'amygdalotome écrase les tissus en les divisant. Lorsque l'on opère au bistouri, on va un peu à l'aveugle, et il est facile de blesser les piliers, le voile du palais et la langue. Roux, qui avait l'amygdalotome en horreur, enlevait parfois des portions considérables des piliers. Enfin, quoique rare, la blessure de la carotide est possible avec le bistouri. Pour toutes ces raisons, nous croyons que l'amygdalotome est supérieur au bistouri.

Après l'opération, il survient une légère hémorrhagie, qui s'arrête au bout de quelques heures. Le deuxième ou troisième jour, la plaie se recouvre d'un enduit pultacé grisâtre. La douleur est peu intense; elle se montre surtout au moment de la déglutition. La cicatrisation est complète le 15e ou 20e jour.

Accidents consécutifs.

1º Hémorrhagie. Les blessures de la carotide interne sont très-rares. Si malheureusement cet accident survenait, il faudrait essayer de lier la carotide primitive.

Généralement l'hémorrhagie a sa source dans les capillaires de l'amygdale, elle se fait en nappe et elle apparaît chez les hémophyles, chez les sujets atteints d'angine tonsillaire aiguë ou bien toutes les fois que la circulation veineuse de la face est gênée ou que la respiration se fait mal : polypes du nez, croûtes d'eczéma à l'intérieur des narines, compression du cou. Elle survient, soit immédiatement après l'opération, soit au bout de 24 ou 36 heures, soit enfin le 4 ou 6e jour. Elle peut être foudroyante ou amener la mort en quelques heures. Une hémorrhagie insignifiante peut effrayer la famille du malade. On sait que l'amygdalotomie détermine une salivation abondante, or une petite quantité de sang peut colorer cette salive et simuler une grande hémorrhagie. Les moyens hémostatiques sont nombreux. On a conseillé les gargarismes froids et vinaigrés, les boissons glacées ; la glace portée sur l'amygdale à l'aide de la pince de Museux ; la glace sur le cou ; la compression de l'amygdale avec le doigt chargé ou non d'alun, avec les instruments d'Hervey et de Chegoin ; les tampons de charpie imbibés de perchlorure de fer, d'eau de Rabel, l'agaric, etc,. etc. Monod a eu des succès en faisant ouvrir la bouche du malade : ce moyen facilite la respiration et par suite la circulation des vaisseaux du cou.

Enfin Guersant a pu arrêter à l'aide du fer rouge des hémorrhagies qui avaient résisté à tous les autres moyens.

2° Hématémèse. Elle se produit habituellement six à huit heures après l'opération, chez les malades qui se sont endormis immédiatement après l'opération. Le sang est tombé dans l'estomac où il a subi un commencement de digestion. On a aussi trouvé du sang dans les selles.

3° Fièvre. Accident rare. Lorsqu'elle survient elle est très-légère, sauf dans les cas d'angine consécutive. L'inflammation qui suit l'opération peut être quelquefois très-grave, M. Bouchacourt a observé un œdème de la glotte terminé par la mort.

4° Blessures de la langue. Leur gravité vient

de l'hémorrhagie en nappe à laquelle elles donnent lieu. On ne les observe que dans l'opération au bistouri.

5° Rupture de l'anneau de l'amygdalotome. Nous avons vu dans quelles conditions elle se produisait.

6° Diphthérie. On ne doit jamais opérer en temps d'épidémie de diphthérie. L'enduit pultacé qui se montre sur la plaie de l'amygdale pourrait en imposer si l'on n'était pas prévenu de son existence.

Avant de terminer, nous dirons un mot des autres procédés. L'arrachement de l'amygdale a été repris par M. Borelli (1). Il introduit l'index en haut et en arrière de l'amygdale et la détache peu à peu avec l'ongle. A la partie inférieure, il reste en général un petit lambeau qu'il coupe avec les ciseaux.

La ligature est encore employée en Angleterre ; on évite l'hémorrhagie, mais c'est un procédé long et douloureux.

La cautérisation interstitielle avec le chlorure de zinc outre sa difficulté est une méthode dangereuse qu'il convient de rejeter.

Nous nous en tiendrons donc au seul procédé usité en France, à l'excision pratiquée soit à l'aide du bistouri, soit à l'aide de l'amygdalotome.

(1) Borelli, *Gazetta méd.*, ital. prov. sord. 1861.

Paris, impr. F. Pichon. — A. Cotillon & Cie. 30, rue de l'Arbalète, & 24, rue Soufflot.

www.ingramcontent.com/pod-product-compliance
Ingram Content Group UK Ltd.
Pitfield, Milton Keynes, MK11 3LW, UK
UKHW020350250726
13967UKWH00005B/2204

9 782013 481571